AF617569

ATENCIÓN FARMACÉUTICA EN EL MANEJO DE PROBLEMAS DE SALUD MENORES: GUÍA RÁPIDA PARA LA FARMACIA

Antonio Álvarez-Cienfuegos De Aguirre

Atención Farmacéutica en el Manejo de Problemas de Salud Menores: Guía rápida para la farmacia.

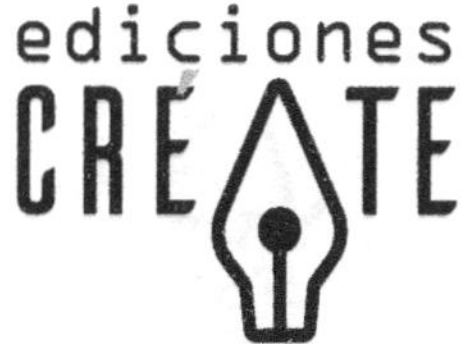

Primera edición: Diciembre 2024

Editamás, editorial y contenidos digitales

EDITA:
Editamás, editorial y contenidos digitales

DEPÓSITO LEGAL:
BA-000716-2024

ISBN:
978-84-129765-0-2

MAQUETACIÓN, IMPRESIÓN Y PEDIDOS:
www.editamas.com
924 180791
Impreso con tintas ecológicas
Impreso en papel con certificado FSC

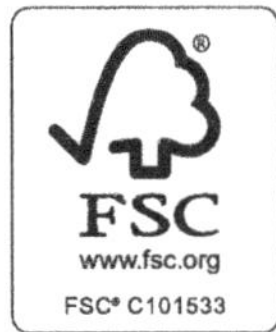

PRÓLOGO

En un mundo donde los sistemas de salud enfrentan desafíos crecientes, desde el envejecimiento de la población hasta la saturación de los servicios de atención primaria, la figura del farmacéutico emerge como un actor clave para brindar soluciones efectivas y accesibles. Su presencia en el corazón de las comunidades no solo lo convierte en un profesional sanitario de proximidad, sino también en un puente fundamental entre el paciente y el sistema sanitario.

La atención farmacéutica, especialmente en el manejo de problemas de salud menores, representa una oportunidad única para fortalecer la salud comunitaria. Estos problemas, aunque cotidianos y aparentemente inofensivos, pueden afectar significativamente la calidad de vida del paciente y, si no se abordan de manera adecuada, evolucionar hacia complicaciones más graves. El farmacéutico, gracias a su formación especializada y su acceso directo al paciente, está en una posición privilegiada para prevenir estos desenlaces, garantizando el uso racional de los medicamentos y fomentando el autocuidado responsable.

Sin embargo, para que este potencial se traduzca en un impacto tangible, es necesario un cambio en la percepción y el papel del farmacéutico dentro de la sociedad y del sistema sanitario. Los farmacéuticos no deben ser vistos únicamente como dispensadores de medicamentos, sino como auténticos agentes de salud, capaces de liderar iniciativas en educación sanitaria, prevención de enfermedades y gestión de tratamientos. Este libro pretende ser una herramienta para empoderar a estos profesionales, ofreciéndoles el conocimiento y las estrategias necesarias para asumir este rol de manera efectiva.

El fortalecimiento de la figura del farmacéutico como referente en la salud comunitaria requiere un esfuerzo conjunto:

Desde los farmacéuticos, un compromiso por actualizar sus conocimientos y adoptar un enfoque centrado en el paciente.

Desde el sistema sanitario, el reconocimiento de su capacidad para contribuir significativamente a la sostenibilidad y eficiencia del sistema.

Desde la sociedad, la confianza en su expertise y el uso adecuado de sus servicios.

Hoy más que nunca, es el momento de reivindicar la importancia del farmacéutico como un aliado estratégico en la mejora de la salud pública. Este libro no solo es una guía para el manejo de problemas menores, sino también un llamado a la acción para que cada profesional farmacéutico abrace su responsabilidad como líder en salud comunitaria. Juntos, podemos transformar las farmacias en auténticos centros de salud, accesibles, confiables y preparados para enfrentar los retos del futuro.

INTRODUCCIÓN

La atención farmacéutica en el manejo de problemas de salud menores constituye un pilar esencial para el fortalecimiento de los sistemas sanitarios modernos. En un contexto donde los recursos de salud se enfrentan a una demanda creciente, el farmacéutico, como profesional sanitario de proximidad, juega un papel central. Su posición estratégica, tanto geográfica como profesional, le permite ser el primer contacto de muchos pacientes con el sistema de salud, actuando como un guía confiable y accesible. Este capítulo explora la importancia de su labor, su rol en la promoción de la salud y los múltiples beneficios que su intervención aporta a la sociedad.

La importancia del farmacéutico como primer contacto del paciente con el sistema sanitario

En la mayoría de las comunidades, la oficina de farmacia es una de las instituciones sanitarias más accesibles. Está presente tanto en grandes ciudades como en pequeñas localidades rurales, ofreciendo a los pacientes un punto de referencia inmediato para resolver sus inquietudes de salud. Esto la convierte en un recurso indispensable, especialmente para aquellos que buscan orientación rápida y profesional sin necesidad de largas esperas o desplazamientos a centros médicos.

El farmacéutico, por su parte, no solo está capacitado para dispensar medicamentos, sino también para:

Evaluar síntomas iniciales: Identificando si el problema de salud puede resolverse mediante el autocuidado o si requiere derivación médica.

Detectar señales de alarma: Reconociendo casos que podrían indicar afecciones más graves, previniendo complicaciones a través de una atención oportuna.

Ofrecer una respuesta inmediata: Brindando soluciones basadas en la evidencia para problemas comunes, como el resfriado, el dolor o trastornos digestivos menores.

En este contexto, el farmacéutico no solo actúa como un profesional sanitario, sino también como un intermediario entre el paciente y otros niveles del sistema de salud. Este rol no solo mejora el acceso a la atención, sino que también promueve una atención más eficiente y personalizada.

Rol del farmacéutico en la promoción de la salud, prevención y manejo de problemas menores

El alcance del trabajo farmacéutico va mucho más allá de la dispensación de medicamentos. Su rol en la promoción de la salud y la prevención de enfermedades menores es crucial para fomentar comunidades más sanas y reducir la incidencia de problemas mayores.

Promoción de la salud.

El farmacéutico tiene la capacidad de educar a los pacientes sobre prácticas de vida saludable. Esto incluye:

Educación en hábitos saludables: Alimentación equilibrada, ejercicio físico, higiene personal y manejo del estrés.

Campañas preventivas: Vacunación, control de factores de riesgo (hipertensión, obesidad) y reducción del consumo de tabaco y alcohol.

Uso racional de medicamentos: Evitando la automedicación irresponsable y asegurando el cumplimiento de tratamientos prescritos.

Prevención de problemas mayores.

Mediante su capacidad para identificar signos tempranos de complicaciones, el farmacéutico puede intervenir de manera preventiva. Por ejemplo:

Recomendar medidas para evitar infecciones respiratorias durante el invierno.

Detectar problemas gástricos recurrentes que podrían derivar en patologías más graves.

Manejo de problemas menores.

El farmacéutico tiene el conocimiento necesario para tratar de manera efectiva problemas menores como dolores de cabeza, síntomas de resfriado, indigestión o irritaciones cutáneas. Sus intervenciones incluyen:

Recomendación de tratamientos OTC: Basados en las necesidades específicas del paciente.

Orientación sobre medidas no farmacológicas: Hidratación, reposo o cambios en el estilo de vida.

Seguimiento: Asegurándose de que el paciente reciba el cuidado necesario y ajustando las recomendaciones según sea necesario.

Beneficios de la atención farmacéutica en problemas menores

El impacto positivo de la atención farmacéutica en problemas de salud menores se extiende a múltiples niveles, desde el paciente hasta el sistema sanitario en general.

1. Descongestión del sistema sanitario

Uno de los mayores beneficios de este enfoque es la reducción de la carga en centros de atención primaria y servicios de urgencias. Al resolver problemas menores directamente en la farmacia:

Se liberan recursos para atender casos más graves.

Se evita la saturación de consultas médicas por afecciones que pueden manejarse de manera segura en el ámbito farmacéutico.

2. Empoderamiento del paciente

La interacción con el farmacéutico permite que los pacientes:

Adquieran conocimientos sobre su salud y aprendan a identificar problemas menores por sí mismos.

Se sientan más seguros al manejar situaciones de salud cotidiana.

Entiendan mejor el uso adecuado de medicamentos, evitando la automedicación irresponsable o errores en la dosificación.

3. Optimización del uso de medicamentos

La intervención farmacéutica garantiza que los medicamentos se utilicen de manera racional y efectiva, lo que reduce:

Riesgos de efectos adversos por interacciones o sobredosis.

Costos innecesarios asociados con tratamientos inapropiados.

La aparición de resistencias antimicrobianas debido al uso indebido de antibióticos.

4. Mejora de la calidad de vida de los pacientes

Un tratamiento adecuado de problemas menores no solo alivia síntomas, sino que también contribuye al bienestar general del paciente, permitiéndole retomar sus actividades diarias con mayor rapidez.

CAPÍTULO 1: FUNDAMENTOS DE LA ATENCIÓN FARMACÉUTICA

1.1. DEFINICIÓN DE ATENCIÓN FARMACÉUTICA Y SU EVOLUCIÓN

La atención farmacéutica es un proceso asistencial que implica la atención integral del paciente con el fin de optimizar los resultados de la terapia farmacológica y mejorar la calidad de vida. Este enfoque se centra en la participación activa del farmacéutico en la gestión de medicamentos, asegurando que estos se utilicen de manera segura y efectiva, minimizando riesgos y promoviendo la adherencia a los tratamientos. La atención farmacéutica, por lo tanto, va más allá de la simple dispensación de medicamentos; se trata de un proceso colaborativo entre el farmacéutico, el paciente y otros profesionales de la salud para lograr una atención centrada en el paciente.

Evolución de la Atención Farmacéutica

La atención farmacéutica ha experimentado una notable evolución en las últimas décadas, pasando de ser una práctica estrictamente técnica a un servicio integral de salud. A continuación, se describen las fases más significativas de esta evolución:

1.1.1. La Era de la Dispensión (hasta los años 70).

En los primeros tiempos de la farmacia, la función del farmacéutico se limitaba principalmente a la preparación y distribución de medicamentos. El farmacéutico era visto como un "dispensador de fármacos", sin un papel activo en la gestión del tratamiento ni en la relación con el paciente. El enfoque estaba orientado a la precisión en la manipulación de medicamentos y al cumplimiento de las normativas regulatorias. El conocimiento del farmacéutico se centraba en la farmacología y la química, y su interacción con los pacientes se limitaba a la entrega de medicamentos y la explicación de las indicaciones básicas.

1.1.2. El Nacimiento de la Atención Farmacéutica (años 80-90).

Durante esta etapa, los cambios en la percepción del papel del farmacéutico comenzaron a gestarse. La aparición de la farmacoterapia como especialidad y el reconocimiento de la importancia del uso racional de los medicamentos impulsaron la evolución del sector. Se empezó a entender que el farmacéutico podría desempeñar un papel activo en la gestión del tratamiento, lo que llevó al surgimiento de nuevas prácticas como la revisión de la terapia farmacológica (RTF) y la participación en la educación del paciente.

Los estudios sobre la relación entre el uso inadecuado de medicamentos y los efectos adversos aumentaron el interés en que los farmacéuticos asumieran responsabilidades adicionales. Así, la atención farmacéutica comenzó a verse como un servicio de salud proactivo, donde el farmacéutico debía intervenir para garantizar que el tratamiento del paciente fuera seguro, eficaz y se ajustara a las necesidades del paciente.

1.1.3. La Consolidación de la Atención Farmacéutica como Servicio Integral (años 90-2000).

A partir de los años 90, la atención farmacéutica comenzó a consolidarse como una práctica estructurada y reconocida a nivel internacional. Este cambio fue impulsado por la creciente evidencia de la importancia del farmacéutico en la mejora de los resultados de salud y la reducción de costos en el sistema sanitario. Los estudios demostraron que la intervención farmacéutica era capaz de reducir hospitalizaciones y visitas a urgencias, al prevenir problemas relacionados con medicamentos.

El concepto de atención farmacéutica fue formalizado y promovido por diversas organizaciones y colegios profesionales, como la International Pharmaceutical Federation (FIP) y la American Pharmaceutical Association (APhA). Los farmacéuticos empezaron a participar de manera activa en el manejo de problemas de salud menores, ofreciendo consejos de prevención, recomendaciones para el uso de medicamentos de venta libre y gestionando condiciones crónicas de manera más integral.

1.1.4. La Atención Farmacéutica en la Era Moderna (2000-2020).

En los últimos 20 años, la atención farmacéutica ha continuado su evolución hacia un enfoque aún más centrado en el paciente. Los farmacéuticos se han convertido en profesionales de la salud comunitaria, desempeñando un papel clave en la promoción de la salud, la prevención de enfermedades y la gestión de problemas menores. Se ha extendido la capacitación en áreas como la farmacoterapia avanzada, el manejo de la adherencia al tratamiento y la atención a la salud mental y la farmacovigilancia.

El uso de la tecnología, como las plataformas digitales y la telemedicina, ha permitido a los farmacéuticos ofrecer servicios de asesoría a distancia, aumentando su alcance y mejorando el acceso a la atención farmacéutica. Además, la interconexión con otros profesionales de la salud se ha convertido en una práctica común, reforzando el trabajo en equipo y la continuidad de la atención.

La pandemia de COVID-19 aceleró algunos de estos cambios, demostrando la capacidad del farmacéutico para adaptarse y responder a las emergencias sanitarias. Durante este período, los farmacéuticos jugaron un papel crucial en la distribución de medicamentos, la administración de pruebas de diagnóstico y la orientación sobre el uso de vacunas y medidas de protección.

1.1.5. El Futuro de la Atención Farmacéutica.

El futuro de la atención farmacéutica apunta a un modelo cada vez más integrado en el sistema de salud, donde los farmacéuticos se conviertan en miembros esenciales del equipo de atención al paciente. La implementación de la farmacogenómica, la inteligencia artificial y los análisis de datos están empezando a influir en cómo se realiza la atención farmacéutica, permitiendo una personalización aún mayor de los tratamientos y una gestión más precisa de los efectos adversos.

Además, la atención farmacéutica se proyecta como un catalizador para la promoción de la salud pública y la educación sanitaria. Los farmacéuticos están llamados a liderar iniciativas de prevención y bienestar, educando a las comunidades sobre hábitos saludables y ayudando a reducir la carga de enfermedades crónicas y no transmisibles.

1.2. COMPETENCIAS Y RESPONSABILIDADES DEL FARMACÉUTICO

El papel del farmacéutico en el sistema de salud ha experimentado un cambio de paradigma en las últimas décadas. Antes visto únicamente como un dispensador de medicamentos, el farmacéutico ahora se reconoce como un profesional de la salud integral, cuyo enfoque va más allá de la mera distribución de productos farmacéuticos. Este cambio ha traído consigo la necesidad de un conjunto de competencias y responsabilidades más amplias y especializadas, que son fundamentales para garantizar una atención de calidad y una óptima gestión de la salud de la comunidad.

1.2.1. Competencias del Farmacéutico

Las competencias que debe poseer un farmacéutico se dividen en varias categorías, abarcando desde el conocimiento técnico hasta las habilidades interpersonales y la toma de decisiones clínicas:

1. Conocimientos científicos y técnicos

Farmacología y Terapéutica: Un farmacéutico debe tener un conocimiento profundo de la farmacología, los mecanismos de acción de los medicamentos y su interacción con el organismo. Esto incluye la capacidad para evaluar la eficacia y seguridad de los medicamentos y comprender los efectos de las interacciones farmacológicas.

Farmacocinética y Farmacodinámica: Comprensión de cómo los medicamentos se absorben, distribuyen, metabolizan y eliminan en el cuerpo, así como sus efectos biológicos a nivel celular y sistémico.

Farmacovigilancia: Conocimiento en la identificación, evaluación y prevención de los efectos adversos de los medicamentos. La farmacovigilancia permite al farmacéutico identificar rápidamente problemas de seguridad y colaborar en la mejora de los tratamientos.

2. Habilidades de comunicación y relación interpersonal

Entrevista farmacéutica: Habilidad para realizar entrevistas efectivas y empáticas que permitan recoger la historia clínica del paciente, incluyendo síntomas, antecedentes médicos y uso de medicamentos.

Comunicación clara y comprensible: Capacidad de explicar información médica y farmacéutica de manera sencilla para garantizar que el paciente entienda las indicaciones, las dosis y los posibles efectos secundarios de sus medicamentos.

Educación y asesoría al paciente: Fomentar la educación sanitaria para promover el uso adecuado de medicamentos y la adopción de hábitos saludables.

3. Habilidades de toma de decisiones y resolución de problemas

Diagnóstico y tratamiento de problemas menores: Habilidad para identificar y manejar problemas de salud menores que puedan resolverse de manera segura con medicamentos de venta libre (OTC) y medidas de autocuidado.

Evaluación y derivación: Capacidad de evaluar la gravedad de los síntomas del paciente y tomar la decisión adecuada sobre si un problema puede manejarse en la farmacia o si se debe derivar a otro profesional de la salud.

Gestión de la adherencia: Identificar los factores que pueden influir en la falta de adherencia al tratamiento y trabajar para mejorarla, con estrategias como la educación y la creación de planes de seguimiento.

4. Competencias éticas y de responsabilidad profesional

Ética profesional: Actuar de acuerdo con los principios de beneficencia, no maleficencia, autonomía y justicia, garantizando la protección y el bienestar de los pacientes.

Confidencialidad: Cumplir con las leyes de protección de datos y mantener la privacidad del paciente, respetando la confidencialidad de la información clínica y personal.

Responsabilidad y trabajo en equipo: Colaborar con otros profesionales de la salud, como médicos y enfermeros, para asegurar una atención integral al paciente.

5. Uso de la tecnología

Manejo de sistemas digitales y bases de datos: Utilizar software de gestión farmacéutica y bases de datos de información clínica para verificar interacciones medicamentosas y optimizar la atención al paciente.

Telefarmacia y telemedicina: Participar en consultas a distancia para asesorar a los pacientes y garantizar la continuidad del tratamiento, especialmente en situaciones de salud pública que limitan el acceso a servicios presenciales.

1.2.2. Responsabilidades del Farmacéutico

Las responsabilidades de un farmacéutico van más allá de la simple dispensación de medicamentos; incluyen una serie de tareas y funciones que son esenciales para garantizar un servicio de salud de calidad:

1. Educación y promoción de la salud.

El farmacéutico debe desempeñar un papel activo en la educación y la promoción de la salud comunitaria. Esto implica informar a los pacientes sobre los efectos de los medicamentos, los riesgos de los autodiagnósticos y la importancia de un uso racional de los medicamentos. Además, el farmacéutico debe fomentar la prevención de enfermedades a través de campañas de vacunación, la promoción de hábitos saludables y la realización de controles de salud, como mediciones de presión arterial y glucosa.

2. Evaluación de la terapia farmacológica.
El farmacéutico debe evaluar y revisar las terapias farmacológicas de los pacientes para identificar posibles interacciones y reacciones adversas. Esta evaluación implica un análisis exhaustivo de la medicación, la dosificación, la frecuencia de administración y la duración del tratamiento, así como la respuesta clínica observada.

3. Intervención en problemas menores.
Los farmacéuticos son esenciales para la atención de problemas de salud menores, como resfriados, dolor leve, indigestión y otras afecciones que no requieren intervención médica urgente. Deben tener la capacidad de determinar la gravedad de la situación, recomendar tratamientos adecuados, y educar al paciente sobre medidas de autocuidado y uso seguro de medicamentos de venta libre.

4. Monitoreo y seguimiento del paciente.
Los farmacéuticos deben realizar un seguimiento de la evolución de los tratamientos y la respuesta del paciente. Esto incluye el monitoreo de la adherencia al tratamiento y la identificación de efectos secundarios a lo largo de la terapia. También deben realizar ajustes en el tratamiento cuando sea necesario, en coordinación con otros profesionales de la salud.

5. Prevención de errores de medicación.

Una de las responsabilidades más importantes del farmacéutico es prevenir errores en la medicación, ya que estos pueden tener consecuencias graves para la salud del paciente. Esto implica verificar la prescripción, la correcta dosificación, las posibles interacciones y el historial de medicamentos del paciente.

6. Derivación y coordinación de la atención.

El farmacéutico debe ser capaz de identificar situaciones que exceden su ámbito de competencia y derivar a los pacientes a otros profesionales de la salud, como médicos o especialistas. Esta responsabilidad garantiza que los pacientes reciban una atención adecuada y continua.

7. Participación en la farmacovigilancia y la investigación.

El farmacéutico debe colaborar con las autoridades sanitarias en la recopilación de datos sobre eventos adversos y en la mejora de la seguridad de los medicamentos. Esto incluye reportar efectos adversos y participar en investigaciones clínicas y estudios de farmacovigilancia para contribuir a la seguridad y eficacia de los tratamientos.

1.3. ASPECTOS ÉTICOS Y LEGALES EN LA ATENCIÓN A PROBLEMAS MENORES

La atención farmacéutica, particularmente en el manejo de problemas de salud menores, no solo implica conocimientos científicos y habilidades clínicas, sino también un profundo entendimiento de los principios éticos y las normativas legales que guían la práctica farmacéutica. Estos aspectos son fundamentales para proteger tanto a los pacientes como a los profesionales de la salud y garantizar un servicio seguro y de calidad. La ética y el cumplimiento de la normativa legal permiten a los farmacéuticos actuar con integridad, respetar los derechos de los pacientes y mantener la confianza de la comunidad en los servicios que se ofrecen.

1.3.1. Principios Éticos en la Atención Farmacéutica

Los principios éticos son directrices que ayudan a los farmacéuticos a tomar decisiones correctas y justas en su práctica diaria. Estos principios se basan en la ética deontológica, que establece el deber moral de actuar de acuerdo con normas éticas, independientemente de las consecuencias. Los principios más relevantes en la atención a problemas menores incluyen:

1. Autonomía del paciente.

El principio de autonomía es fundamental en la atención farmacéutica. Implica respetar el derecho del paciente a tomar decisiones informadas sobre su salud y tratamiento. Los farmacéuticos deben proporcionar toda la información necesaria para que los pacientes comprendan los beneficios, riesgos y alternativas de los tratamientos recomendados. Esto incluye explicar de manera clara y comprensible los usos de medicamentos de venta libre y las medidas de autocuidado, permitiendo que los pacientes ejerzan su derecho a decidir qué acciones tomar respecto a su salud.

2. Beneficencia y no maleficencia.

El principio de beneficencia se refiere a la obligación de actuar en beneficio del paciente, promoviendo su bienestar. En la atención de problemas menores, el farmacéutico debe asegurarse de que el tratamiento proporcionado sea efectivo y esté diseñado para mejorar la calidad de vida del paciente. Por otro lado, la no maleficencia implica la obligación de no causar daño. Esto significa evitar prescribir o recomendar medicamentos o tratamientos que puedan tener efectos adversos, interacciones peligrosas o riesgos innecesarios para el paciente. El farmacéutico debe realizar evaluaciones exhaustivas para garantizar la seguridad del tratamiento.

3. Justicia.

El principio de justicia se refiere a la equidad en la prestación de servicios y la distribución de recursos de salud. Los farmacéuticos deben tratar a todos los pacientes con imparcialidad, sin discriminación por razones de género, edad, raza, orientación sexual o condición social. Este principio también implica la responsabilidad de garantizar que el acceso a los servicios farmacéuticos sea justo y equitativo para todos los sectores de la población.

4. Confidencialidad.

La confidencialidad es uno de los principios éticos más importantes en la atención farmacéutica. Los farmacéuticos deben proteger la información personal y médica de los pacientes y garantizar que esta solo se comparta con otros profesionales de la salud cuando sea necesario para la atención y bajo el consentimiento del paciente. La confianza en que los datos personales serán manejados con discreción es esencial para mantener una relación de respeto y confianza entre el farmacéutico y el paciente.

1.3.2. Normativas Legales en la Atención a Problemas Menores

Los aspectos legales en la atención farmacéutica son cruciales para garantizar que los farmacéuticos actúen dentro del marco de la ley y protejan tanto a los pacientes como a la propia práctica. Las leyes y regulaciones varían de un país a otro, pero existen principios comunes que guían la práctica farmacéutica en la atención de problemas menores:

1. Regulación de medicamentos de venta libre (OTC)

El manejo de medicamentos de venta libre implica un marco regulatorio que garantiza que los productos sean seguros y eficaces para el uso sin receta. Los farmacéuticos deben estar familiarizados con las regulaciones locales y nacionales que rigen la venta y el uso de medicamentos OTC. Estas regulaciones determinan los medicamentos que pueden ser dispensados sin receta y los que requieren evaluación médica previa. El farmacéutico es responsable de asegurarse de que el paciente esté informado sobre el uso adecuado de estos medicamentos, incluyendo dosis, posibles efectos secundarios e interacciones.

2. Prescripción y consejo farmacéutico.

En algunos países y contextos, los farmacéuticos pueden tener la capacidad de prescribir medicamentos para ciertos problemas menores. Esto implica una regulación que delimita el alcance de la prescripción y especifica los medicamentos que el farmacéutico puede indicar. El cumplimiento de las normativas sobre prescripción es esencial para evitar problemas legales y garantizar que la atención farmacéutica se realice de manera adecuada y dentro de los límites legales.

3. Manejo de la información y protección de datos.

Las leyes de protección de datos y privacidad son una parte clave de la atención farmacéutica. En muchos países, existen regulaciones estrictas sobre cómo deben manejarse y almacenarse los datos de los pacientes. Los farmacéuticos deben cumplir con normativas que regulan la recopilación, almacenamiento y uso de información personal, asegurando que esta se mantenga confidencial y se comparta únicamente con el consentimiento del paciente o de acuerdo con las leyes aplicables.

4. Licencias y acreditación.

Los farmacéuticos deben contar con las licencias y acreditaciones necesarias para ejercer su profesión. Las normativas legales exigen que los farmacéuticos se mantengan actualizados con sus credenciales y participen en programas de educación continua para garantizar que sus conocimientos y habilidades estén al día. Esta formación continua también puede incluir aspectos relacionados con la atención farmacéutica y el manejo de problemas menores.

5. Informes y farmacovigilancia.

Los farmacéuticos tienen la obligación legal de reportar los efectos adversos de los medicamentos a las autoridades de farmacovigilancia. Esta responsabilidad es parte de un esfuerzo más amplio para garantizar la seguridad y efectividad de los medicamentos en el mercado. La farmacovigilancia es especialmente importante en la atención a problemas menores, donde el uso de medicamentos de venta libre puede ser más común. Los farmacéuticos deben estar alertas a posibles reacciones adversas y comunicar cualquier incidencia de manera oportuna.

6. Responsabilidad y deber de derivación.

Los farmacéuticos tienen la responsabilidad legal y ética de identificar los casos en los que un problema de salud menor no pueda ser tratado de manera segura o efectiva en la farmacia. En tales situaciones, deben derivar al paciente a un médico u otro profesional de la salud para una evaluación más detallada y un tratamiento adecuado. Esta responsabilidad es crucial para garantizar que los pacientes reciban la atención correcta y para proteger a los farmacéuticos de posibles implicaciones legales.

1.4. HERRAMIENTAS CLAVE EN LA ATENCIÓN FARMACÉUTICA

La atención farmacéutica, especialmente en el manejo de problemas de salud menores, requiere el uso de herramientas y recursos que faciliten una práctica eficiente y centrada en el paciente. Entre estas herramientas destacan la entrevista farmacéutica, el uso de guías clínicas y los sistemas de farmacovigilancia. Estas herramientas no solo ayudan a garantizar la calidad y seguridad en la atención, sino que también mejoran la capacidad del farmacéutico para tomar decisiones informadas, optimizar el uso de medicamentos y promover la salud comunitaria de manera efectiva.

1.4.1. Entrevista Farmacéutica

La entrevista farmacéutica es una herramienta esencial que permite al farmacéutico interactuar con el paciente para recopilar información clave sobre su estado de salud, antecedentes médicos, uso de medicamentos y factores sociales que puedan influir en su bienestar. Esta herramienta va más allá de una simple conversación; es una técnica estructurada que combina habilidades de comunicación y conocimiento clínico para obtener datos precisos y relevantes.

1. Importancia y objetivos.

La entrevista farmacéutica tiene múltiples objetivos: identificar los problemas de salud del paciente, evaluar la adecuación del tratamiento actual, detectar posibles interacciones medicamentosas y ofrecer educación y asesoría sobre el uso seguro de medicamentos. Al escuchar activamente al paciente y formular preguntas abiertas, el farmacéutico puede obtener detalles importantes que podrían no ser evidentes de otra manera.

2. Componentes de la entrevista farmacéutica

Preparación: Antes de la entrevista, el farmacéutico debe preparar el ambiente, asegurándose de que sea privado y libre de distracciones. La preparación también implica tener a mano la historia médica y la lista de medicamentos del paciente.

Establecimiento de rapport: Crear un ambiente de confianza es crucial para que el paciente se sienta cómodo compartiendo información personal.

Exploración de la queja principal: Preguntar al paciente sobre el motivo de la visita y los síntomas que experimenta, usando preguntas abiertas y técnicas de sondeo para obtener respuestas detalladas.

Revisión de antecedentes y uso de medicamentos: Incluir preguntas sobre la historia médica, uso de medicamentos actuales (recetados, OTC y suplementos), así como hábitos de vida que puedan influir en la salud.

Conclusión y planificación: Resumir la información obtenida y proponer una estrategia de manejo que puede incluir la educación del paciente, la modificación del tratamiento o la derivación a otros profesionales si es necesario.

3. Beneficios de la entrevista farmacéutica
La entrevista farmacéutica fortalece la relación entre el farmacéutico y el paciente, promoviendo un enfoque más centrado en la persona. También permite al farmacéutico identificar problemas de salud que podrían pasar desapercibidos sin una evaluación profunda, lo que contribuye a una mejor gestión de la salud del paciente y una reducción de la sobrecarga del sistema sanitario.

1.4.2. Uso de Guías Clínicas

Las guías clínicas son documentos basados en evidencia que ofrecen recomendaciones detalladas sobre el manejo de diversas condiciones de salud. Estas guías son desarrolladas por comités de expertos y organizaciones de salud y están diseñadas para ayudar a los profesionales de la salud a tomar decisiones informadas sobre el diagnóstico, tratamiento y prevención de enfermedades.

1. Aplicación de las guías clínicas en la atención farmacéutica.

El farmacéutico puede utilizar guías clínicas para manejar de manera efectiva problemas de salud menores, como resfriados, dolor leve o trastornos digestivos. Al seguir las recomendaciones actualizadas de estas guías, el farmacéutico puede asegurar que sus decisiones de tratamiento estén alineadas con las mejores prácticas y evidencia científica.

2. Beneficios de seguir guías clínicas

Mejora de la calidad del cuidado: Las guías clínicas promueven el uso de prácticas basadas en la evidencia, lo que mejora la calidad y la consistencia de la atención.

Reducción de errores: Al seguir una guía estructurada, los farmacéuticos pueden reducir la posibilidad de errores en el tratamiento y garantizar que los pacientes reciban el tratamiento más adecuado.

Educación continua: Las guías clínicas están en constante evolución, lo que permite a los farmacéuticos mantenerse actualizados sobre los últimos avances en la atención farmacéutica y la gestión de problemas menores.

3. Fuentes y adaptación de las guías clínicas

Las guías clínicas pueden provenir de organizaciones nacionales e internacionales, como la Organización Mundial de la Salud (OMS), la Agencia Europea de Medicamentos (EMA) o asociaciones profesionales de farmacéuticos y médicos. Es esencial que los farmacéuticos accedan a guías actualizadas y pertinentes para su área de práctica y adapten las recomendaciones según las características individuales de cada paciente.

1.4.3. Sistemas de Farmacovigilancia

La farmacovigilancia es el proceso de monitoreo, evaluación, prevención y mitigación de los efectos adversos de los medicamentos. Los sistemas de farmacovigilancia son herramientas críticas para la seguridad de los pacientes y permiten a los farmacéuticos, médicos y autoridades de salud identificar y gestionar los riesgos asociados con el uso de medicamentos.

1. Importancia de la farmacovigilancia en la atención a problemas menores.

Los medicamentos de venta libre y otros productos utilizados en el tratamiento de problemas menores pueden tener efectos adversos, especialmente si se combinan con otros medicamentos o se usan en poblaciones vulnerables. La farmacovigilancia permite a los farmacéuticos detectar posibles problemas de seguridad y actuar proactivamente para proteger la salud del paciente.

2. Componentes de un sistema de farmacovigilancia efectivo

Notificación de efectos adversos: Los farmacéuticos deben tener la capacidad de identificar y reportar efectos adversos a las autoridades de farmacovigilancia. Esto se realiza a través de formularios de notificación y plataformas digitales de reportes.

Análisis de datos: Los sistemas de farmacovigilancia recopilan datos de diversas fuentes, como informes de pacientes, profesionales de la salud y estudios clínicos. El análisis de estos datos permite identificar tendencias y patrones que pueden indicar riesgos emergentes.

Educación y actualización: Los farmacéuticos deben mantenerse informados sobre los riesgos conocidos y emergentes asociados con los medicamentos y compartir esta información con los pacientes para promover un uso seguro.

3. Responsabilidad del farmacéutico en la farmacovigilancia.

El farmacéutico juega un papel clave en la farmacovigilancia, ya que es a menudo el primer punto de contacto para los pacientes con preguntas sobre medicamentos. Además de identificar y reportar efectos adversos, el farmacéutico debe educar al paciente sobre cómo reconocer los síntomas de reacciones adversas y qué hacer en caso de que ocurran.

4. Beneficios de la farmacovigilancia en la atención de problemas menores.

La implementación de un sistema de farmacovigilancia eficaz contribuye a una mayor seguridad de los pacientes, una mejor calidad en la atención y la promoción de prácticas basadas en la evidencia. Además, permite a los farmacéuticos actuar de manera informada y educar a los pacientes sobre el uso seguro de medicamentos, minimizando el riesgo de complicaciones y mejorando los resultados de salud.

CAPÍTULO 2: ENFOQUE EN PROBLEMAS DE SALUD MENORES

2.1. ¿QUÉ SON LOS PROBLEMAS DE SALUD MENORES?

Los problemas de salud menores, también conocidos como afecciones de bajo riesgo o condiciones autolimitadas, son aquellas que, aunque pueden causar molestias y afectar temporalmente la calidad de vida, no representan una amenaza significativa para la salud o la vida a largo plazo del paciente. Estos problemas son comunes y, por lo general, se pueden tratar de manera efectiva en el entorno de la farmacia, sin necesidad de acudir a un médico, salvo que existan complicaciones o síntomas atípicos.

La atención farmacéutica en estos casos es crucial, ya que permite a los pacientes recibir orientación y tratamiento oportuno, aliviando síntomas y fomentando la educación sobre autocuidado. Además, contribuye a la descongestión de los servicios de atención primaria y hospitales, lo que permite que los recursos sanitarios se concentren en casos más graves.

Características de los Problemas de Salud Menores

Los problemas de salud menores tienen varias características que los distinguen de condiciones más complejas:

Baja gravedad: Los síntomas, aunque incómodos, no suelen poner en peligro la vida ni causar daños a largo plazo.

Autolimitación: Muchas de estas condiciones se resuelven por sí solas en un período de tiempo relativamente corto, sin necesidad de intervención médica.

Tratamiento ambulatorio: Generalmente, se tratan con medicamentos de venta libre, medidas de autocuidado o cambios en el estilo de vida.

Impacto en la calidad de vida: Pueden afectar la capacidad de realizar actividades diarias, pero no generan incapacidad permanente.

Los farmacéuticos desempeñan un papel esencial en la gestión de estos problemas, ofreciendo recomendaciones, medicamentos y educación para ayudar a los pacientes a manejar sus síntomas de manera efectiva.

2.2. DIFERENCIACIÓN ENTRE PROBLEMAS MENORES Y CONDICIONES GRAVES: CRITERIOS DE ALARMA

Es fundamental que los farmacéuticos y otros profesionales de la salud sepan identificar cuándo un problema de salud menor puede evolucionar hacia una condición más grave que requiera atención médica urgente. Para ello, se deben considerar criterios de alarma que indiquen la necesidad de derivar al paciente a un médico o especialista. Estos criterios son fundamentales para garantizar la seguridad del paciente y prevenir complicaciones.

Criterios de Alarma para Diferenciar Problemas Menores de Condiciones Graves

Persistencia de los síntomas: Si los síntomas persisten más allá de lo esperado para una condición autolimitada, podría indicar un problema subyacente más serio.

Aumento de la gravedad de los síntomas: Un empeoramiento en la intensidad de los síntomas o la aparición de nuevos síntomas puede ser una señal de alerta.

Síntomas de fiebre alta: La fiebre superior a 38.5°C en adultos o de 38°C en niños que persiste por más de 48 horas debe ser evaluada por un médico.

Dificultad para respirar o falta de aire: Estos síntomas pueden indicar condiciones respiratorias graves como neumonía, bronquitis o exacerbaciones de asma.

Dolor en el pecho: Un dolor en el pecho que se presenta de manera repentina o que se irradia a otras partes del cuerpo, como el brazo izquierdo o la mandíbula, puede ser un síntoma de un problema cardiovascular serio, como un infarto.

Desorientación o pérdida de conciencia: Cualquier episodio de confusión, desorientación o pérdida de conocimiento requiere atención médica inmediata.

Síntomas neurológicos: Dolor de cabeza severo y repentino, debilidad, alteraciones de la visión o pérdida de la función motora pueden indicar un accidente cerebrovascular (ACV) o migraña severa.

Sangrado excesivo o traumas severos: Cualquier tipo de sangrado que no se detenga con presión directa o un trauma severo que cause hinchazón o deformidad debe ser evaluado por un médico.

Los farmacéuticos deben estar capacitados para reconocer estos criterios de alarma y actuar adecuadamente, ya sea refiriendo al paciente a un médico o brindando consejos de emergencia.

2.3. EJEMPLOS COMUNES DE PROBLEMAS DE SALUD MENORES.

La atención farmacéutica se centra en una variedad de problemas de salud menores que afectan a la población general. Estos ejemplos ilustran cómo los farmacéuticos pueden intervenir y proporcionar tratamiento y educación:

2.3.1. Resfriado Común

El resfriado común es una de las afecciones más comunes y menos graves. Causado por varios virus, principalmente el rinovirus, se presenta con síntomas como congestión nasal, dolor de garganta, estornudos y, en algunos casos, fiebre leve. La mayoría de las personas se recuperan sin tratamiento médico, y el manejo implica descanso, hidratación y el uso de medicamentos de venta libre para aliviar los síntomas.

Intervención del farmacéutico: El farmacéutico puede recomendar descongestionantes, analgésicos y antitérmicos, además de dar consejos sobre la higiene y el descanso para mejorar el bienestar del paciente.

2.3.2. Dolor de Cabeza (Cefalalgia)

El dolor de cabeza puede ser causado por tensiones musculares, estrés, deshidratación o factores ambientales. La cefalalgia tensional es común y generalmente no requiere atención médica a menos que sea persistente o severa.

Intervención del farmacéutico: Recomendaciones sobre el uso de analgésicos de venta libre como el paracetamol o ibuprofeno, y medidas de autocuidado como técnicas de relajación, descanso y hidratación.

2.3.3. Indigestión y Acidez

La indigestión y la acidez estomacal son problemas digestivos comunes que pueden ser ocasionados por una dieta rica en grasas, estrés o comer en exceso. Estos síntomas, aunque molestos, no suelen indicar un problema de salud grave.

Intervención del farmacéutico: Sugerencia de antiácidos, inhibidores de la bomba de protones (IBP) y consejos dietéticos para evitar alimentos irritantes y mejorar la digestión.

2.3.4. Lesiones Menores

Cortes, raspaduras y contusiones leves son lesiones comunes que no requieren atención médica a menos que sean extensas, muy profundas o presenten signos de infección.

Intervención del farmacéutico: Limpieza de la herida, aplicación de antisépticos y apósitos adecuados, y orientación sobre signos de infección para una pronta consulta médica si es necesario.

2.3.5. Estrés y Ansiedad Leves

El estrés y la ansiedad ocasionales son problemas que afectan a muchas personas. No suelen requerir tratamiento médico, pero sí pueden ser aliviados con técnicas de relajación y algunos suplementos de venta libre.

Intervención del farmacéutico: Asesoramiento sobre el uso de suplementos de hierbas como la valeriana o la manzanilla, técnicas de manejo del estrés y recomendaciones sobre un estilo de vida saludable.

2.4. PAPEL DEL FARMACÉUTICO EN EL TRIAJE SANITARIO

El triaje es el proceso de evaluar y clasificar la gravedad de los síntomas de un paciente para decidir la prioridad de atención. Los farmacéuticos, a menudo en primera línea de atención, juegan un papel crucial en este proceso, especialmente en el manejo de problemas de salud menores.

Funciones del Farmacéutico en el Triaje Sanitario

Evaluación de síntomas: Utilizando herramientas de evaluación como preguntas abiertas y guías de triaje, los farmacéuticos pueden identificar rápidamente la gravedad de los síntomas del paciente y decidir si es necesario derivar el caso a un médico.

Recomendación de tratamiento adecuado: En casos que no requieran atención médica inmediata, el farmacéutico puede proporcionar recomendaciones de tratamiento basadas en la evidencia y educar al paciente sobre el uso adecuado de medicamentos y medidas de autocuidado.

Detección de signos de alarma: El farmacéutico debe estar entrenado para reconocer síntomas que podrían indicar una condición más grave y actuar en consecuencia, derivando al paciente a un médico o llamando a una ambulancia en caso de emergencia.

Promoción de la salud y prevención: Además de la atención a problemas menores, los farmacéuticos pueden jugar un papel preventivo, educando a los pacientes sobre la prevención de afecciones comunes y el manejo de factores de riesgo.

Importancia del Triaje Farmacéutico

El triaje realizado por farmacéuticos mejora la calidad de la atención al garantizar que los pacientes reciban el nivel de atención adecuado y en el momento correcto. Esto ayuda a evitar la saturación de los servicios de urgencias y permite a los pacientes recibir atención más rápida y adecuada para sus necesidades.

Beneficios del triaje farmacéutico:

Descongestión de los servicios médicos: Permite que los pacientes con problemas menores reciban atención de manera eficiente sin ocupar recursos médicos limitados.

Acceso más rápido a tratamientos: Los pacientes pueden obtener tratamiento en el mismo día, lo que alivia la incomodidad y mejora la calidad de vida.

Educación del paciente: El farmacéutico educa a los pacientes sobre cómo reconocer los síntomas de alerta y cuándo buscar atención médica, mejorando la autogestión de la salud.

CAPÍTULO 3: EL PROCESO DE ATENCIÓN FARMACÉUTICA

La atención farmacéutica es un proceso integral que permite al farmacéutico identificar, prevenir y resolver problemas de salud menores de forma efectiva y segura. Este proceso se divide en varias etapas que aseguran una atención de calidad y la satisfacción del paciente, al mismo tiempo que optimizan el uso de recursos sanitarios. Las fases fundamentales del proceso de atención farmacéutica incluyen la recogida de información, la evaluación del problema, la recomendación farmacéutica y el seguimiento o derivación cuando sea necesario.

3.1. RECOGIDA DE INFORMACIÓN

La recogida de información es la base del proceso de atención farmacéutica, ya que permite al farmacéutico comprender la naturaleza del problema de salud que enfrenta el paciente. Una comunicación efectiva y una adecuada recogida de datos son esenciales para evaluar correctamente la situación y tomar decisiones informadas sobre el tratamiento.

Técnicas de Entrevista al Paciente

Las técnicas de entrevista farmacéutica son herramientas fundamentales que ayudan a construir una relación de confianza entre el farmacéutico y el paciente, lo cual es esencial para obtener información precisa y relevante. La entrevista debe ser empática, respetuosa y estructurada para facilitar el flujo de información. Las técnicas más efectivas incluyen:

Entrevista abierta: Permite al paciente expresarse libremente sobre sus síntomas y preocupaciones. Las preguntas abiertas fomentan una conversación más natural y rica en detalles.

Escucha activa: Implica escuchar con atención y responder de manera que demuestre interés y comprensión, utilizando gestos, palabras de ánimo y repitiendo la información clave para confirmar que se ha entendido.

Preguntas exploratorias: Se utilizan para obtener información más detallada, como "¿Cuánto tiempo ha tenido estos síntomas?" o "¿Ha notado algún cambio en la intensidad del dolor?"

Técnicas de parafraseo y resumen: Ayudan a verificar y clarificar la información proporcionada por el paciente, asegurando que se ha comprendido correctamente.

Preguntas Clave en la Entrevista

Para obtener una historia clínica completa, el farmacéutico debe hacer preguntas específicas y relevantes. Las preguntas clave incluyen:

¿Qué?: ¿Cuál es el problema principal que le trae hoy a la farmacia? ¿Cuáles son los síntomas y cómo los describiría?

¿Cuánto tiempo?: ¿Desde cuándo tiene estos síntomas? ¿Han cambiado en su intensidad o frecuencia?

¿Cómo?: ¿Cómo ha evolucionado el problema? ¿Hay factores que agravan o alivian los síntomas?

¿Qué tratamientos previos?: ¿Ha probado algún tratamiento hasta ahora, ya sea con medicamentos de venta libre o prescripción médica? ¿Le han resultado efectivos?

Estas preguntas permiten al farmacéutico identificar patrones, evaluar la gravedad de la condición y establecer un plan de manejo adecuado.

3.2. EVALUACIÓN DEL PROBLEMA

La evaluación del problema es la fase en la que el farmacéutico analiza la información recogida y la utiliza para determinar la naturaleza y la gravedad de los síntomas. Esta evaluación puede ser clave para identificar si un problema de salud menor es, en realidad, un signo de una condición más seria que requiere atención médica.

Reconocimiento de Síntomas y Signos

Los síntomas son las quejas subjetivas que describe el paciente, mientras que los signos son observaciones objetivas que se pueden verificar. Para una evaluación efectiva, el farmacéutico debe:

Identificar síntomas típicos de afecciones menores: Por ejemplo, dolor de cabeza por tensión, resfriado común o indigestión.

Reconocer signos de alarma: La presencia de síntomas que podrían indicar una condición más grave, como fiebre alta persistente, dificultad para respirar o dolor en el pecho.

Evaluar la intensidad y la duración de los síntomas: Esto permite al farmacéutico determinar si el problema es autolimitado o si podría requerir una intervención médica.

Uso de Herramientas de Ayuda Diagnóstica: El Método WWHAM

El método WWHAM es una herramienta que ayuda a estructurar la entrevista y a evaluar los síntomas de forma organizada:

Who (¿Quién?): Identificación del paciente (edad, historial médico relevante).

What (¿Qué?): Descripción de los síntomas y la razón de la visita.

How long (¿Cuánto tiempo?): Duración de los síntomas.

Action (¿Qué ha hecho?): Tratamientos previos y su efectividad.

Medication (¿Medicación?): Medicamentos actuales, incluyendo los de venta libre y prescripción.

Este enfoque sistemático permite al farmacéutico identificar el problema de manera más precisa y determinar la necesidad de seguir adelante con el tratamiento o derivar al paciente a un médico.

3.3. RECOMENDACIÓN FARMACÉUTICA

Una vez evaluado el problema, el farmacéutico debe decidir el tratamiento adecuado y proporcionar la orientación necesaria para asegurar la seguridad y eficacia del mismo.

Selección de Medicamentos de Venta Libre (OTC) Basados en Evidencia

La selección de medicamentos de venta libre debe basarse en la evidencia científica y en la evaluación clínica del paciente. Algunos aspectos a considerar incluyen:

Eficacia comprobada: Los medicamentos deben tener estudios de eficacia que respalden su uso para el tratamiento de la condición específica.

Perfil de seguridad: Debe asegurarse de que el medicamento seleccionado no tenga efectos secundarios significativos ni interacciones peligrosas con otros medicamentos que el paciente esté tomando.

Dosis y duración: Es importante informar al paciente sobre la dosis adecuada y la duración del tratamiento para evitar la automedicación y el uso excesivo de medicamentos.

Orientación sobre el Uso Correcto de Medicamentos y Medidas No Farmacológicas

El farmacéutico debe proporcionar una orientación clara sobre cómo usar el medicamento de forma segura y eficaz. Además, las recomendaciones deben incluir medidas no farmacológicas que complementen el tratamiento y mejoren la calidad de vida del paciente, tales como:

Consejos de estilo de vida: Cambios en la dieta, la hidratación y el descanso adecuado.

Técnicas de autocuidado: Uso de compresas frías o calientes, elevación de extremidades en caso de lesiones, y técnicas de relajación para el manejo del estrés.

Educación sobre los efectos secundarios: Instrucciones sobre qué hacer en caso de reacciones adversas y cuándo buscar ayuda médica.

3.4. SEGUIMIENTO Y DERIVACIÓN

El seguimiento y la derivación son pasos cruciales para garantizar que el tratamiento sea efectivo y para proteger la salud del paciente. La atención farmacéutica no debe terminar con la recomendación de un tratamiento; el farmacéutico debe asegurarse de que el paciente esté progresando y que el problema no se agrave.

Criterios para Derivar a Atención Médica Especializada

El farmacéutico debe conocer los signos y síntomas que requieren la intervención de un médico y derivar al paciente en consecuencia. Algunos criterios para la derivación incluyen:

Persistencia o empeoramiento de los síntomas: Si los síntomas no mejoran con el tratamiento de venta libre o empeoran, se debe derivar al paciente a un médico.

Presencia de signos de alarma: Como fiebre alta prolongada, dificultad para respirar, dolor en el pecho o pérdida de conciencia.

Comorbilidades: Si el paciente tiene condiciones preexistentes que puedan complicar el problema actual, es prudente referirlo a un médico para una evaluación más exhaustiva.

Respuesta inadecuada al tratamiento: Si, después de un período adecuado de tratamiento, no hay una respuesta favorable, se debe buscar una evaluación médica más detallada.

CAPÍTULO 4: GESTIÓN FARMACÉUTICA DE PROBLEMAS COMUNES

La gestión farmacéutica de problemas de salud menores es esencial para proporcionar atención eficaz y accesible en la comunidad. Este capítulo aborda cómo los farmacéuticos pueden manejar diversas condiciones comunes de forma segura y basada en evidencia, optimizando el uso de medicamentos y ofreciendo recomendaciones complementarias para el bienestar del paciente.

4.1. INFECCIONES RESPIRATORIAS LEVES

Las infecciones respiratorias leves, como el resfriado común, el dolor de garganta y la congestión nasal, son condiciones frecuentes que afectan a muchas personas. Aunque suelen ser autolimitadas, los farmacéuticos juegan un papel clave en el alivio de los síntomas y en la orientación sobre el uso adecuado de medicamentos.

Resfriado Común y Dolor de Garganta

El resfriado común es una infección viral que provoca congestión nasal, estornudos, dolor de garganta y mucosidad. El dolor de garganta puede presentarse como una irritación leve o una sensación de ardor, y generalmente se asocia con la inflamación de las vías respiratorias superiores.

Tratamiento farmacológico: El uso de medicamentos de venta libre, como analgésicos (paracetamol o ibuprofeno), puede ayudar a aliviar el dolor y la fiebre. Los descongestionantes, como la pseudoefedrina o la oximetazolina, pueden reducir la congestión nasal, pero deben usarse con precaución debido a sus posibles efectos secundarios y al riesgo de uso prolongado.

Tratamiento no farmacológico: Recomendaciones como la hidratación, el uso de pastillas para la garganta, gargarismos de agua salada y el reposo son fundamentales. El vapor y la humidificación del aire también pueden ayudar a aliviar la congestión.

Congestión Nasal

La congestión nasal es común en resfriados y otras infecciones respiratorias. Los descongestionantes orales y tópicos son opciones efectivas, pero deben usarse según las indicaciones para evitar efectos adversos, como la hipertensión o la dependencia de los sprays nasales.

Uso racional de medicamentos: Se recomienda evitar el uso excesivo de sprays nasales descongestionantes, que pueden llevar al fenómeno de "rebote", donde la congestión empeora con el uso prolongado.

Alternativas naturales y medidas complementarias: La inhalación de vapor, la aplicación de soluciones salinas nasales y el uso de humidificadores pueden ser útiles y seguras.

4.2. TRASTORNOS GASTROINTESTINALES

Los trastornos gastrointestinales, como la acidez, el estreñimiento, la diarrea y las náuseas, son condiciones comunes que pueden afectar la calidad de vida y requieren un manejo cuidadoso.

Acidez y Reflujo Gástrico

La acidez estomacal se caracteriza por una sensación de ardor en el pecho y es común en personas que sufren de reflujo gastroesofágico. Para el manejo de la acidez, los farmacéuticos deben recomendar:

Antacidos y bloqueadores de H2: Los antiácidos como el carbonato de calcio o el hidróxido de magnesio son efectivos para aliviar la acidez ocasional. Los bloqueadores de H2, como la ranitidina, pueden ser útiles para un alivio más prolongado.

Inhibidores de la bomba de protones (IBP): Aunque más efectivos a largo plazo, los IBP como el omeprazol deben usarse con precaución y solo por un período limitado.

Estreñimiento y Diarrea

El manejo del estreñimiento y la diarrea implica tanto el uso de medicamentos como la orientación sobre la dieta y los hábitos de vida.

Estreñimiento: Los laxantes, como los formadores de masa (psyllium), los estimulantes (senna) y los osmoticos (lactulosa), pueden ser útiles. Es fundamental aconsejar al paciente sobre la importancia de la hidratación y el consumo de alimentos ricos en fibra.

Diarrea: Los antidiarreicos, como la loperamida, son efectivos para el control de síntomas. Sin embargo, es esencial evaluar si la diarrea es causada por una infección o si presenta signos de deshidratación, en cuyo caso se debe derivar al médico.

Náuseas y Vómitos

El tratamiento de las náuseas y el vómito depende de la causa subyacente. Los antieméticos, como la meclizina y la dimenhidrinato, pueden ser útiles para los episodios de mareo y náuseas leves. Se deben evitar en situaciones donde la deshidratación sea un riesgo, y la rehidratación con soluciones orales es clave.

Recomendaciones dietéticas: Evitar alimentos grasos y picantes y optar por comidas ligeras y fáciles de digerir, como arroz, plátanos y tostadas.

Hidratación: La ingesta de líquidos, especialmente de soluciones de rehidratación oral (SRO), es fundamental para prevenir la deshidratación.

4.3. DOLOR Y FIEBRE

El manejo del dolor y la fiebre es una de las áreas más comunes de la atención farmacéutica. Los farmacéuticos deben evaluar la intensidad y la duración del dolor para determinar el tratamiento más adecuado y proporcionar consejos sobre su uso seguro.

Dolor Muscular y Cefaleas

El dolor muscular y las cefaleas pueden variar en intensidad y frecuencia. El tratamiento debe incluir:

Analgésicos de venta libre: Medicamentos como el paracetamol y el ibuprofeno son efectivos para el manejo de dolores leves a moderados. El ibuprofeno, además de ser analgésico, también tiene propiedades antiinflamatorias.

Medidas complementarias: La aplicación de calor o frío, estiramientos y técnicas de relajación pueden ayudar a aliviar el dolor muscular. Para las cefaleas tensionales, se pueden recomendar técnicas de respiración y ejercicios de relajación.

Fiebre Moderada

La fiebre leve a moderada es una respuesta natural del cuerpo a infecciones y puede aliviarse con medicamentos de venta libre, como el paracetamol y el ibuprofeno. Es importante educar al paciente sobre:

El uso adecuado de antitérmicos: No se debe exceder la dosis máxima recomendada y se debe monitorizar la duración de la fiebre.

Medidas físicas: La hidratación, la ropa ligera y la ventilación adecuada pueden ayudar a reducir la fiebre sin medicamentos.

4.4. PROBLEMAS DERMATOLÓGICOS

Las afecciones dermatológicas menores, como picaduras, irritaciones, quemaduras leves y acné, son comunes y requieren atención farmacéutica para reducir los síntomas y prevenir infecciones.

Picaduras e Irritaciones

Las picaduras de insectos y las irritaciones de la piel pueden causar enrojecimiento, picazón y malestar. El tratamiento incluye:

Antihistamínicos tópicos y orales: Ayudan a reducir la picazón y la inflamación.

Cremas y ungüentos antiinflamatorios: La hidrocortisona y las cremas de calamina son útiles para aliviar la irritación.

Quemaduras Leves

Las quemaduras de primer grado pueden aliviarse con:

Pomadas hidratantes y analgésicas: Las cremas con aloe vera o vitamina E ayudan a calmar y regenerar la piel.

Recomendaciones de cuidado: Mantener la zona afectada limpia y protegida, evitar la exposición al sol y usar ropa suelta.

Acné

El tratamiento del acné debe enfocarse en controlar la producción de sebo y prevenir infecciones:

Productos de venta libre: Los geles o cremas con peróxido de benzoilo, ácido salicílico y retinoides tópicos ayudan a reducir la inflamación y la proliferación bacteriana.

Recomendaciones sobre higiene y cuidado de la piel: Limpiar la piel suavemente y evitar productos comedogénicos.

4.5. SALUD OCULAR Y AUDITIVA

Los problemas de salud ocular y auditiva son comunes y pueden abordarse con soluciones farmacéuticas y cuidados básicos.

Ojo Seco y Conjuntivitis Alérgica

Los síntomas de ojo seco y conjuntivitis alérgica pueden tratarse con:

Lágrimas artificiales: Ayudan a aliviar la sequedad ocular.

Antihistamínicos y descongestionantes: Pueden reducir la inflamación y la picazón en casos de conjuntivitis alérgica.

Tapones de Cerumen

Los tapones de cerumen pueden causar malestar y pérdida de audición. Los farmacéuticos pueden recomendar:

Soluciones de eliminación de cerumen: Gotas a base de agua o aceites que ablandan el cerumen.

Instrucciones de uso: Es importante educar al paciente sobre cómo aplicar las gotas correctamente y cuándo buscar ayuda médica si el problema persiste.

CAPÍTULO 5: EDUCACIÓN PARA LA SALUD Y PROMOCIÓN DEL AUTOCUIDADO

La educación para la salud y la promoción del autocuidado son elementos fundamentales en la atención farmacéutica, especialmente en el manejo de problemas de salud menores. El objetivo de este capítulo es ofrecer una guía sobre cómo los farmacéuticos pueden capacitar a los pacientes y fomentar la adopción de comportamientos saludables, apoyando así una atención más integral y sostenible.

5.1. CAPACITACIÓN DEL PACIENTE EN EL USO DE MEDICAMENTOS OTC

Los medicamentos de venta libre (OTC, por sus siglas en inglés) son una opción común para el tratamiento de problemas de salud menores, pero su uso adecuado requiere una educación adecuada por parte del farmacéutico.

Importancia de la Educación sobre Medicamentos OTC

Los medicamentos OTC pueden parecer inofensivos porque están disponibles sin receta, pero su uso inadecuado puede llevar a efectos secundarios indeseables, interacciones medicamentosas y complicaciones de salud. Los farmacéuticos deben desempeñar un papel activo en educar a los pacientes sobre:

Dosis y frecuencia: Asegurar que el paciente comprenda las dosis recomendadas y la frecuencia de uso. Es importante enfatizar la importancia de seguir las indicaciones de la etiqueta y no exceder la dosis recomendada.

Duración del tratamiento: Los pacientes deben ser informados sobre la duración óptima de uso de medicamentos OTC y los signos que indican la necesidad de atención médica.

Efectos secundarios y precauciones: Explicar los posibles efectos secundarios y las advertencias, especialmente en poblaciones vulnerables como ancianos y niños.

Interacciones medicamentosas: Los farmacéuticos deben revisar la lista de medicamentos del paciente para identificar interacciones con otros medicamentos, suplementos y alimentos.

Uso seguro en condiciones específicas: Ejemplos incluyen la contraindicación de ciertos analgésicos en pacientes con problemas hepáticos o renales.

Técnicas para la Capacitación

El farmacéutico debe emplear diversas estrategias para garantizar que la educación sobre medicamentos OTC sea eficaz:

Uso de recursos visuales: Folletos, infografías y demostraciones en vivo pueden ayudar a que la información sea más comprensible.

Entrevistas interactivas: Realizar preguntas para confirmar la comprensión del paciente sobre el uso adecuado de los medicamentos y cómo podrían aplicarlo en su situación particular.

Seguimiento y revisión: Establecer recordatorios para discutir la evolución del tratamiento y hacer ajustes si es necesario.

5.2. FOMENTO DE HÁBITOS SALUDABLES: ALIMENTACIÓN, EJERCICIO Y MANEJO DEL ESTRÉS

El manejo de problemas de salud menores no solo implica el uso de medicamentos, sino también la adopción de hábitos de vida saludables que respalden la salud a largo plazo.

Importancia de la Alimentación

Una dieta equilibrada es clave para mantener la salud y prevenir problemas menores como la acidez estomacal, el estreñimiento y la fatiga. Los farmacéuticos pueden:

Orientar sobre la elección de alimentos: Recomendar alimentos ricos en fibra para promover la salud digestiva, alimentos bajos en sodio para controlar la presión arterial y alimentos ricos en antioxidantes para fortalecer el sistema inmunológico.

Aconsejar sobre la hidratación: Explicar la importancia de beber suficiente agua y cómo la deshidratación puede afectar la salud en general.

Educación sobre alimentos pro y prebióticos: Instruir sobre la importancia de los probióticos y prebióticos en la salud intestinal y su impacto en el bienestar general.

Ejercicio Físico

La actividad física regular no solo ayuda a controlar el peso, sino que también mejora el estado de ánimo y la resistencia del cuerpo, ayudando a reducir los síntomas de dolores musculares, estrés y problemas respiratorios leves.

Promoción de ejercicios accesibles: Recomendar actividades de bajo impacto, como caminar, estiramientos, yoga o natación, que sean accesibles para la mayoría de los pacientes.

Ejercicio y salud mental: Explicar cómo el ejercicio puede reducir el estrés y la ansiedad, y contribuir a una mejor calidad del sueño.

Manejo del Estrés

El estrés crónico puede contribuir a problemas de salud menores como dolores de cabeza, insomnio y afecciones digestivas. Los farmacéuticos pueden aconsejar sobre técnicas de manejo del estrés como:

Técnicas de relajación: Prácticas de respiración profunda, meditación y mindfulness que pueden ayudar a reducir la tensión y mejorar el bienestar general.

Ejercicios de respiración y relajación muscular: Sugerir ejercicios simples que se puedan realizar en casa o en el lugar de trabajo para liberar tensiones.

5.3. PREVENCIÓN DE RECAÍDAS Y COMPLICACIONES

Los farmacéuticos desempeñan un papel vital en la prevención de recaídas y complicaciones asociadas a problemas de salud menores.

Educación sobre señales de advertencia

Es importante que los farmacéuticos informen a los pacientes sobre los síntomas que deben alertar sobre la necesidad de atención médica. Algunos ejemplos incluyen:

Fiebre alta persistente: Puede ser un indicio de infección bacteriana que requiere tratamiento médico.

Dolor de pecho o dificultad para respirar: Podría indicar una condición más seria, como una infección respiratoria grave o problemas cardíacos.

Síntomas que no mejoran: Cuando los síntomas persisten más allá de un período razonable o empeoran, los pacientes deben buscar atención médica.

Estrategias de autocontrol

Los farmacéuticos pueden ayudar a los pacientes a establecer rutinas de autocuidado que incluyan:

Monitoreo de síntomas: Enseñar a los pacientes a llevar un registro de sus síntomas y su frecuencia para identificar patrones y poder anticipar recaídas.

Adherencia al tratamiento: Asegurar que los pacientes comprendan la importancia de seguir las instrucciones del tratamiento y de completar cursos de medicación cuando sea necesario.

5.4. USO ADECUADO DE RECURSOS DIGITALES Y APLICACIONES DE SALUD

En la era digital, los recursos tecnológicos pueden ayudar a los pacientes a gestionar mejor su salud y a mantenerse informados.

Aplicaciones de salud

Las aplicaciones móviles y los portales en línea pueden ser herramientas útiles para:

Monitoreo de síntomas y recordatorios: Aplicaciones que permiten registrar síntomas, establecer recordatorios de toma de medicamentos y alertar a los usuarios sobre la necesidad de consultar con un profesional de la salud.

Educación y acceso a información confiable: Recursos digitales que ofrecen contenido educativo y consejos sobre el manejo de problemas de salud menores.

Comunicación con profesionales de salud: Plataformas que facilitan la comunicación entre pacientes y farmacéuticos para resolver dudas y recibir orientación personalizada.

Recomendaciones para el uso seguro de la tecnología

Es fundamental educar a los pacientes sobre la importancia de usar aplicaciones y recursos digitales confiables. Los farmacéuticos deben:

Sugerir aplicaciones certificadas: Asegurarse de que las aplicaciones que recomiendan sean seguras y estén aprobadas por entidades de salud reconocidas.

Privacidad y seguridad: Informar sobre la importancia de proteger la información personal y médica y sobre cómo manejar adecuadamente la configuración de privacidad en las aplicaciones.

CAPÍTULO 6: HERRAMIENTAS DIGITALES Y TECNOLOGÍA EN ATENCIÓN FARMACÉUTICA

El avance de la tecnología ha transformado de manera significativa la forma en que los farmacéuticos llevan a cabo su labor en la atención comunitaria. Las herramientas digitales no solo han facilitado la gestión de la información, sino que también han optimizado el proceso de toma de decisiones y mejorado la calidad de la atención ofrecida a los pacientes. Este capítulo explora cómo las herramientas digitales y la tecnología pueden integrarse en la atención farmacéutica para abordar de manera más eficiente los problemas de salud menores.

6.1. USO DE BASES DE DATOS Y APLICACIONES PARA LA TOMA DE DECISIONES

La toma de decisiones informada es clave en la atención farmacéutica, especialmente en el manejo de problemas de salud menores. Las bases de datos y aplicaciones específicas permiten a los farmacéuticos acceder a información actualizada y relevante de manera rápida y precisa.

Bases de Datos Clínicas y de Medicamentos

Las bases de datos clínicas y farmacológicas como Lexicomp, Micromedex y UpToDate son recursos fundamentales que los farmacéuticos pueden utilizar para:

Verificar interacciones medicamentosas: Antes de recomendar un medicamento, los farmacéuticos deben comprobar que no haya interacciones peligrosas con otros medicamentos que el paciente esté tomando.

Revisar la dosificación y la frecuencia: Las bases de datos ofrecen detalles específicos sobre las dosis recomendadas y el manejo de tratamientos en diversas condiciones de salud.

Obtener guías de tratamiento: Las guías clínicas ayudan a los farmacéuticos a seguir los estándares más recientes en el manejo de problemas de salud menores, garantizando que la atención esté alineada con las mejores prácticas.

Aplicaciones de Toma de Decisiones Clínicas

Las aplicaciones móviles y de escritorio especializadas, como Medscape, Epocrates y PharmaSmart, proporcionan:

Acceso a información sobre medicamentos: Incluyen fichas detalladas de medicamentos y alertas sobre efectos secundarios y precauciones.

Calculadoras clínicas: Herramientas que permiten realizar cálculos relacionados con la dosis, el índice de masa corporal (IMC) y otros parámetros clínicos relevantes.

Actualizaciones en tiempo real: Las aplicaciones proporcionan acceso a los últimos avances en investigación, lo que permite a los farmacéuticos mantenerse al día con los tratamientos más innovadores.

6.2. SISTEMAS DE APOYO AL FARMACÉUTICO EN EL DIAGNÓSTICO Y TRATAMIENTO DE PROBLEMAS MENORES

La integración de sistemas de apoyo al farmacéutico, como sistemas de inteligencia artificial (IA) y software de diagnóstico, ha revolucionado la capacidad de los profesionales de la salud para evaluar y gestionar problemas de salud menores de manera eficaz.

Sistemas de Inteligencia Artificial (IA)

Los sistemas de IA pueden analizar grandes volúmenes de datos y proporcionar recomendaciones de tratamiento personalizadas. Los farmacéuticos pueden utilizar herramientas de IA para:

Evaluar patrones de síntomas: Algoritmos de IA pueden ayudar a identificar patrones de síntomas que sugieren ciertas condiciones, guiando al farmacéutico en la toma de decisiones.

Apoyar en la selección de medicamentos: Las plataformas de IA pueden analizar datos históricos de tratamientos y sus resultados para ayudar a elegir la opción más efectiva y segura para el paciente.

Alertas y recomendaciones automáticas: Los sistemas de IA pueden alertar a los farmacéuticos sobre posibles problemas de interacción, duplicación de terapias y contraindicaciones.

Software de Diagnóstico y Evaluación

El uso de software especializado permite a los farmacéuticos realizar evaluaciones más precisas y consistentes:

Protocolos de diagnóstico: Plataformas como PharmAssist o Clinical Decision Support Systems (CDSS)ayudan en la evaluación de síntomas y la selección de tratamientos adecuados.

Evaluación de riesgos: El software puede calcular riesgos potenciales, como la probabilidad de que una afección menor se convierta en una más seria, y hacer recomendaciones sobre cuándo derivar al paciente a atención médica especializada.

6.3. TELECONSULTA FARMACÉUTICA Y SEGUIMIENTO VIRTUAL

La teleconsulta y el seguimiento virtual han emergido como herramientas esenciales en la atención farmacéutica, especialmente en la atención de problemas de salud menores que no requieren visita presencial.

Teleconsulta Farmacéutica

La teleconsulta permite a los farmacéuticos comunicarse con los pacientes de manera remota, ofreciendo una atención continua y accesible. Esta modalidad se puede aplicar de las siguientes maneras:

Consultas por videollamada: Permite al farmacéutico evaluar de manera más personalizada los síntomas del paciente, discutir las opciones de tratamiento y proporcionar recomendaciones.

Consultas asincrónicas: Los pacientes pueden enviar mensajes o formularios con información sobre sus síntomas y recibir respuestas detalladas en un plazo determinado.

Educación remota: Los farmacéuticos pueden utilizar la teleconsulta para educar a los pacientes sobre el uso de medicamentos, estrategias de autocuidado y prevención de recaídas.

Ventajas de la Teleconsulta

Accesibilidad: Los pacientes en áreas rurales o con movilidad limitada pueden recibir atención sin necesidad de desplazarse.

Reducción de la carga en el sistema de salud: La teleconsulta ayuda a descongestionar las clínicas y hospitales al permitir que los problemas menores se gestionen eficazmente desde la farmacia.

Seguimiento personalizado: Permite a los farmacéuticos realizar seguimientos periódicos del estado de salud del paciente y ajustar el tratamiento según sea necesario.

Seguimiento Virtual

El seguimiento virtual consiste en el uso de plataformas digitales para monitorear el progreso del tratamiento y la evolución de los síntomas. Esto se puede hacer a través de:

Aplicaciones de monitoreo de salud: Herramientas que permiten a los pacientes registrar su condición y recibir retroalimentación sobre su estado de salud.

Comunicación continua: Los pacientes pueden enviar actualizaciones o preguntas entre las consultas programadas, garantizando que el farmacéutico pueda intervenir de manera oportuna si los síntomas empeoran.

Alertas automatizadas: Los sistemas pueden alertar a los farmacéuticos si los pacientes no están siguiendo el tratamiento correctamente o si sus síntomas no muestran mejoría.

Mejores Prácticas en Teleconsulta y Seguimiento

Confidencialidad y privacidad: Es fundamental asegurar que las plataformas utilizadas cumplan con las normativas de protección de datos para garantizar la privacidad de los pacientes.

Formación continua: Los farmacéuticos deben estar capacitados en el uso de herramientas digitales y en la gestión de consultas virtuales para optimizar la atención y la calidad de los servicios ofrecidos.

Integración de registros: La integración de registros digitales de salud ayuda a tener una visión holística del paciente y a hacer un seguimiento más efectivo.

CAPÍTULO 7: CASOS PRÁCTICOS Y SIMULACIÓN

La aplicación práctica de los conocimientos adquiridos es esencial para fortalecer las competencias del farmacéutico en el manejo de problemas de salud menores. Este capítulo aborda cómo la práctica con casos reales y simulados puede mejorar la capacidad del farmacéutico para enfrentar situaciones cotidianas, optimizando la calidad de la atención y la satisfacción del paciente. Mediante ejemplos y ejercicios prácticos, se exploran distintas técnicas de entrevista, resolución de problemas y toma de decisiones.

7.1. EJEMPLOS DE ATENCIÓN FARMACÉUTICA CON DIFERENTES PERFILES DE PACIENTES

El farmacéutico se enfrenta a una diversidad de pacientes con necesidades, antecedentes médicos y contextos distintos. Aquí se presentan ejemplos de cómo abordar la atención farmacéutica adaptada a diferentes perfiles de pacientes:

Caso 1: Paciente Joven con Resfriado Común

Perfil: Un adolescente de 16 años llega a la farmacia con síntomas de resfriado común: congestión nasal, dolor de garganta y fiebre leve.

Objetivo de la Atención: Evaluar los síntomas y proporcionar un tratamiento adecuado con medicamentos de venta libre, además de recomendaciones de autocuidado.

Acción del Farmacéutico: Realizar una entrevista estructurada para confirmar la naturaleza de los síntomas y descartar signos de complicaciones. Se recomienda el uso de descongestionantes nasales, analgésicos y líquidos para mantenerse hidratado, junto con consejos sobre descanso y medidas de higiene.

Resultados Esperados: Alivio de los síntomas y educación sobre cuándo buscar atención médica si los síntomas empeoran o persisten más de 7 días.

Caso 2: Paciente Anciano con Dolor Articular

Perfil: Un adulto mayor de 70 años se presenta con dolor en las articulaciones de las manos, que ha empeorado en las últimas semanas. No toma medicamentos de forma regular y tiene antecedentes de hipertensión.

Objetivo de la Atención: Ofrecer una evaluación del dolor y proponer un tratamiento seguro que no interfiera con su condición de hipertensión.

Acción del Farmacéutico: Preguntar sobre la intensidad del dolor, la frecuencia y los medicamentos actuales. Sugerir analgésicos tópicos en lugar de medicamentos orales, y recomendar ejercicios de movilidad y calor local. Discutir la importancia de consultar a su médico para una evaluación más profunda.

Resultados Esperados: Control temporal del dolor y empoderamiento del paciente para gestionar su condición con medidas no farmacológicas y seguimiento con su médico.

Caso 3: Paciente Infantil con Indigestión

Perfil: Una madre de 30 años acude a la farmacia preocupada por la indigestión de su hijo de 5 años, que ha comido en exceso en una fiesta.

Objetivo de la Atención: Ofrecer una solución efectiva para aliviar los síntomas de indigestión y evitar complicaciones.

Acción del Farmacéutico: Realizar una entrevista para conocer los antecedentes alimentarios, síntomas (nauseas, vómitos, dolor de estómago) y otros factores como alergias o intolerancias. Recomendar soluciones para el malestar estomacal, como bebidas rehidratantes y medicamentos pediátricos específicos. Aconsejar sobre la importancia de la hidratación y qué signos de alerta deben llevar a la madre a buscar atención médica.

Resultados Esperados: Alivio de los síntomas en un corto período y la educación de la madre para prevenir futuras indigestiones.

Caso 4: Paciente Joven con Síntomas de Alergia Estacional

Perfil: Una joven de 22 años con antecedentes de alergias estacionales se presenta con congestión nasal, estornudos y picazón ocular.

Objetivo de la Atención: Proporcionar un alivio eficaz de los síntomas de alergia y educar sobre medidas de prevención.

Acción del Farmacéutico: Realizar preguntas sobre la duración de los síntomas, la frecuencia y la exposición a alérgenos. Recomendar antihistamínicos de segunda generación para evitar efectos sedantes y educar sobre el uso de soluciones salinas nasales y evitar la exposición a posibles alérgenos (polvo, polen).

Resultados Esperados: Alivio de los síntomas y prevención de la recurrencia de alergias con medidas de autocuidado.

Caso 5: Paciente de Mediana Edad con Indigestión Recurrente

Perfil: Un hombre de 45 años se presenta con síntomas de acidez estomacal que experimenta varias veces a la semana, especialmente después de comidas copiosas.

Objetivo de la Atención: Evaluar la frecuencia y las posibles causas de la indigestión y sugerir un tratamiento adecuado y cambios en los hábitos alimenticios.

Acción del Farmacéutico: Preguntar sobre la frecuencia, la duración de los episodios y los alimentos desencadenantes. Ofrecer antiácidos y recomendar inhibidores de la bomba de protones (IBP) si es necesario. Informar sobre la importancia de evitar comidas grasosas y alcohol, y sugerir una dieta rica en fibras y comidas más pequeñas y frecuentes.

Resultados Esperados: Disminución de la frecuencia y la intensidad de los episodios de acidez y una mejor comprensión por parte del paciente sobre las modificaciones en su dieta y estilo de vida.

Caso 6: Paciente con Cefalea de Tensión

Perfil: Una mujer de 38 años busca ayuda para un dolor de cabeza persistente, tipo presión, que experimenta varias veces al mes y que empeora con el estrés.

Objetivo de la Atención: Identificar la causa de la cefalea y ofrecer un tratamiento adecuado para reducir la frecuencia y la intensidad.

Acción del Farmacéutico: Indagar sobre la frecuencia, la intensidad, la localización y los posibles desencadenantes del dolor. Sugerir analgésicos de venta libre como paracetamol o ibuprofeno y técnicas de manejo del estrés como ejercicios de respiración profunda. Orientar sobre la importancia de la hidratación y el descanso adecuado.

Resultados Esperados: Reducción de la frecuencia y la intensidad de las cefaleas y empoderamiento del paciente para gestionar el estrés y mejorar su bienestar general.

Caso 7: Paciente Diabético con Lesión en el Pie

Perfil: Un paciente de 55 años con diabetes tipo 2 acude con una pequeña herida en el pie que no cicatriza bien.

Objetivo de la Atención: Evaluar la gravedad de la lesión y proporcionar recomendaciones para la atención y prevención de infecciones.

Acción del Farmacéutico: Realizar preguntas sobre el tiempo de evolución de la herida, signos de infección (enrojecimiento, fiebre, secreción) y la higiene del pie. Recomendar productos para el cuidado de heridas y antibióticos tópicos si es necesario. Aconsejar el uso de calzado adecuado y revisar la importancia de mantener un control glucémico óptimo para favorecer la cicatrización.

Resultados Esperados: Prevención de infecciones y una cicatrización más rápida. El paciente debe ser instruido para acudir al médico si la lesión no mejora o si presenta signos de complicación.

Caso 8: Paciente Embarazada con Náuseas y Vómitos

Perfil: Una mujer de 28 años, en su primer trimestre de embarazo, se presenta con náuseas y vómitos frecuentes.

Objetivo de la Atención: Aliviar los síntomas y garantizar la seguridad del tratamiento durante el embarazo.

Acción del Farmacéutico: Indagar sobre la frecuencia, la duración y la intensidad de los síntomas y cualquier medicamento que esté tomando. Sugerir medidas no farmacológicas como comer pequeñas porciones de alimentos secos (galletas, pan tostado) y mantenerse hidratada. Recomendar medicamentos de venta libre seguros, como la vitamina B6 o la doxilamina, y ofrecer recomendaciones para evitar olores y comidas que agraven los síntomas.

Resultados Esperados: Alivio de las náuseas y vómitos, y orientación para buscar ayuda médica si los síntomas persisten o empeoran.

Caso 9: Paciente de Edad Avanzada con Dolor Articular

Perfil: Un hombre de 72 años se presenta con dolor articular en las rodillas que ha empeorado con la actividad física, especialmente al subir escaleras.

Objetivo de la Atención: Identificar si el dolor es de origen osteoarticular y recomendar opciones de tratamiento que no interfieran con otras condiciones médicas del paciente.

Acción del Farmacéutico: Preguntar sobre el historial de enfermedades crónicas, medicamentos actuales y la frecuencia e intensidad del dolor. Sugerir antiinflamatorios de venta libre como el ibuprofeno, pero también recomendar medidas no farmacológicas como ejercicios de estiramiento y fortalecimiento, y el uso de compresas calientes. Informar sobre la importancia de mantener un peso saludable para aliviar la presión en las articulaciones.

Resultados Esperados: Reducción del dolor y mejora en la movilidad, junto con una mayor comprensión de los métodos de autocuidado.

Caso 10: Adolescente con Problemas de Acné

Perfil: Una adolescente de 16 años busca consejo para el tratamiento de brotes de acné en la cara y espalda.

Objetivo de la Atención: Evaluar la gravedad del acné y proporcionar un tratamiento adecuado para evitar complicaciones como cicatrices.

Acción del Farmacéutico: Realizar preguntas sobre la frecuencia y la localización de los brotes, productos de cuidado de la piel utilizados y la rutina de higiene. Recomendar productos tópicos con peróxido de benzoilo o ácido salicílico y educar sobre la importancia de mantener una rutina de limpieza suave y evitar tocarse la cara. Advertir sobre los efectos secundarios de algunos productos y la necesidad de evitar el uso excesivo de cosméticos.

Resultados Esperados: Mejoría en la condición de la piel, reducción de los brotes y prevención de complicaciones. Fomentar un seguimiento y la derivación al dermatólogo si el problema persiste.

Caso 11: Paciente con Insomnio Temporal

Perfil: Una mujer de 45 años se presenta preocupada por no poder dormir bien, despertándose varias veces durante la noche y sintiéndose cansada por la mañana.

Objetivo de la Atención: Identificar posibles factores desencadenantes y ofrecer soluciones para mejorar la calidad del sueño.

Acción del Farmacéutico: Indagar sobre la duración del insomnio, la rutina antes de acostarse y posibles causas como el estrés o la cafeína. Recomendar productos como la melatonina o extractos de plantas (valeriana o manzanilla) y sugerir técnicas de relajación como la meditación. Aconsejar hábitos de sueño saludable como evitar pantallas antes de acostarse y mantener una habitación oscura y tranquila.

Resultados Esperados: Mejora en la calidad del sueño y disminución de los síntomas de fatiga. Derivar al médico si los síntomas persisten más allá de 4 semanas.

Caso 12: Paciente con Picaduras de Insectos

Perfil: Un niño de 8 años llega con una picadura de mosquito en la pierna, que está roja, inflamada y causa picazón intensa.

Objetivo de la Atención: Reducir la incomodidad y prevenir la infección de la picadura.

Acción del Farmacéutico: Preguntar sobre alergias a medicamentos y si ha habido reacciones previas a picaduras. Sugerir una crema o gel con corticoides de baja potencia o antihistamínicos tópicos para reducir la picazón e inflamación. Recomendar un ungüento antimicrobiano para evitar infecciones y aconsejar mantener la zona limpia y evitar rascarse.

Resultados Esperados: Disminución de la picazón y la inflamación y prevención de complicaciones. Enseñar al cuidador sobre el manejo de las picaduras y signos de alerta de infecciones.

Caso 13: Paciente con Problemas de Estrés y Tensión

Perfil: Una mujer de 35 años acude preocupada por sentirse constantemente estresada, lo que le provoca dolores de cabeza tensionales y problemas para relajarse.

Objetivo de la Atención: Proporcionar opciones de manejo del estrés y recomendar productos de venta libre que puedan ayudar a mejorar el bienestar.

Acción del Farmacéutico: Explorar los posibles desencadenantes del estrés (trabajo, familia, etc.) y preguntar sobre el uso de otros medicamentos. Sugerir suplementos como el magnesio y la vitamina B12, y recomendar productos de aromaterapia como aceites esenciales de lavanda para la relajación. Aconsejar técnicas de respiración y mindfulness, y la importancia de hacer ejercicio regularmente.

Resultados Esperados: Reducción de los síntomas de estrés y dolores de cabeza, así como un estado de ánimo general más positivo. Derivar al médico si los síntomas interfieren significativamente con la vida diaria.

Caso 14: Paciente con Dolor Abdominal Agudo

Perfil: Un hombre de 50 años llega con dolor abdominal agudo en la parte inferior derecha del abdomen, acompañado de fiebre leve.

Objetivo de la Atención: Identificar la posible gravedad del problema y decidir si la derivación es necesaria.

Acción del Farmacéutico: Realizar una evaluación rápida de la intensidad, la localización y la duración del dolor, así como los síntomas acompañantes (fiebre, vómitos). Informar al paciente que los síntomas podrían indicar apendicitis y que debe buscar atención médica urgente.

Resultados Esperados: Derivación rápida y adecuada al servicio de urgencias para diagnóstico y tratamiento.

Caso 15: Paciente con Reacción Alérgica Aguda

Perfil: Una mujer de 28 años llega con dificultad para respirar, picazón intensa y enrojecimiento de la piel después de haber comido mariscos.

Objetivo de la Atención: Evaluar si se trata de una reacción alérgica severa que requiere atención médica inmediata.

Acción del Farmacéutico: Valorar rápidamente los síntomas y preguntar sobre la historia de alergias previas. Recomendar la administración de un antihistamínico de acción rápida y epinefrina en caso de tenerla disponible, y contactar a emergencias médicas.

Resultados Esperados: Intervención rápida y derivación para evitar complicaciones graves, como anafilaxia.

Caso 16: Paciente con Problemas de Reflujo Gástrico

Perfil: Un hombre de 60 años llega con síntomas de acidez estomacal y regurgitación, que han empeorado después de comidas copiosas y en la noche.

Objetivo de la Atención: Evaluar la intensidad de los síntomas y ofrecer soluciones para el manejo de la acidez.

Acción del Farmacéutico: Preguntar sobre la frecuencia de los episodios y si hay antecedentes de enfermedad por reflujo gastroesofágico (ERGE). Recomendar antiácidos y bloqueadores H2 de venta libre, así como medidas no farmacológicas como evitar comidas grandes, elevar la cabecera de la cama y evitar alimentos que desencadenen los síntomas (cítricos, grasas, cafeína). Orientar al paciente sobre la importancia de evitar acostarse después de comer y mantener un peso saludable.

Resultados Esperados: Reducción de la acidez y mejora en el confort general. Derivar al médico si los síntomas persisten o empeoran.

Caso 17: Paciente con Cistitis No Complicada

Perfil: Una mujer de 25 años presenta dolor al orinar, necesidad urgente y frecuente de orinar, y un leve malestar en la zona baja del abdomen.

Objetivo de la Atención: Identificar si se trata de una cistitis no complicada y proporcionar recomendaciones de tratamiento.

Acción del Farmacéutico: Realizar preguntas sobre la frecuencia de los síntomas, antecedentes de infecciones urinarias y uso de antibióticos. Sugerir productos de venta libre como analgésicos urinarios y recomendar hidratación abundante, así como medidas para evitar la irritación, como evitar productos perfumados. Aconsejar al paciente que busque atención médica si los síntomas no mejoran en 48 horas o si se presentan fiebre, escalofríos o sangre en la orina.

Resultados Esperados: Alivio de los síntomas y prevención de complicaciones. Derivación a atención médica si hay signos de una infección más grave.

Caso 18: Paciente con Insuficiencia en el Cuidado de la Piel (Piel Seca)

Perfil: Una mujer de 50 años acude preocupada por la sequedad extrema de la piel de sus piernas, especialmente después de la ducha.

Objetivo de la Atención: Ofrecer una solución para mejorar la hidratación y prevenir problemas dérmicos.

Acción del Farmacéutico: Preguntar sobre la frecuencia de la hidratación y el uso de productos de cuidado de la piel. Recomendar cremas emolientes o ungüentos con urea o ceramidas para hidratar la piel, y enseñar al paciente a aplicarlas después de la ducha mientras la piel todavía esté ligeramente húmeda. Sugerir evitar duchas muy calientes y usar jabones suaves.

Resultados Esperados: Mejora en la hidratación y disminución de la sequedad. Recomendación de revisión si los síntomas empeoran o si hay enrojecimiento o irritación.

Caso 19: Paciente con Dolor Menstrual (Dismenorrea)

Perfil: Una joven de 22 años busca alivio para el dolor menstrual severo que ocurre cada mes, acompañado de calambres y molestias.

Objetivo de la Atención: Proporcionar opciones para el manejo del dolor menstrual y enseñar sobre alternativas de tratamiento.

Acción del Farmacéutico: Realizar preguntas sobre la duración e intensidad del dolor, el uso previo de analgésicos y si hay antecedentes de condiciones como endometriosis. Recomendar analgésicos de venta libre como el ibuprofeno o el paracetamol y sugerir el uso de calor localizado (bolsas de agua caliente). Aconsejar sobre cambios en el estilo de vida, como la práctica de ejercicios de bajo impacto y la incorporación de técnicas de relajación.

Resultados Esperados: Reducción del dolor menstrual y mejora del bienestar general. Derivar al médico si el dolor es persistente o interfiere con las actividades diarias.

Caso 20: Paciente con Alergia Estacional

Perfil: Un adolescente de 15 años llega con congestión nasal, estornudos y picazón ocular durante la primavera.

Objetivo de la Atención: Proporcionar opciones para aliviar los síntomas de la alergia estacional.

Acción del Farmacéutico: Preguntar sobre la duración de los síntomas y si hay antecedentes de alergias estacionales. Recomendar antihistamínicos orales de segunda generación como la loratadina o cetirizina y educar sobre el uso correcto de descongestionantes nasales. Aconsejar al paciente sobre el uso de soluciones salinas para la limpieza nasal y medidas de protección como el uso de gafas de sol al aire libre.

Resultados Esperados: Reducción de los síntomas y mayor comodidad. Derivar al médico si los síntomas no mejoran con el tratamiento o si se agravan.

7.2. SIMULACIONES DE ENTREVISTAS Y RESOLUCIÓN DE PROBLEMAS

Las simulaciones de entrevistas permiten a los farmacéuticos practicar sus habilidades de comunicación y resolución de problemas en un entorno seguro. A continuación, se presentan ejemplos de simulaciones y ejercicios para mejorar estas habilidades:

Simulación de Entrevista 1: Paciente con Dolor de Cabeza

Objetivo: Mejorar la habilidad de hacer preguntas abiertas y cerradas para obtener la información necesaria.

Situación: Un paciente se presenta con dolor de cabeza recurrente.

Estructura de la Simulación:

Pregunta Inicial: "¿Puede describir el tipo de dolor que siente?"

Preguntas de Seguimiento: "¿Cuánto tiempo lleva con este dolor?", "¿Hay algo que lo empeore o lo alivie?", "¿Ha tomado algo para aliviar el dolor?"

Feedback: El simulador o compañero de ejercicio debe proporcionar retroalimentación sobre la efectividad de las preguntas, la empatía mostrada y la capacidad de hacer una evaluación inicial.

Simulación de Resolución de Problemas: Paciente con Congestión Nasal

Objetivo: Practicar la capacidad de evaluar opciones de tratamiento y educar al paciente.

Situación: El farmacéutico recibe a un paciente con congestión nasal y dolor de cabeza.

Resolución:

Evaluación: Preguntar sobre otros síntomas (fiebre, secreción nasal, duración de los síntomas).

Recomendación: Ofrecer un descongestionante nasal y un analgésico si no hay contraindicación. Explicar los riesgos de uso prolongado de descongestionantes y sugerir medidas no farmacológicas como vaporización y lavado nasal.

Feedback: Discutir la claridad de la explicación y la precisión en la identificación de los tratamientos más adecuados.

Simulación de Entrevista 2: Paciente con Irritación Ocular

Objetivo: Mejorar la capacidad de hacer preguntas pertinentes y evaluar la gravedad de los síntomas.

Situación: Un paciente llega con enrojecimiento y picazón en los ojos después de haber estado en un entorno polvoriento.

Estructura de la Simulación:

Pregunta Inicial: "¿Desde cuándo experimenta estos síntomas y qué los ha desencadenado?"

Preguntas de Seguimiento: "¿Tiene algún otro síntoma, como secreción ocular o visión borrosa?", "¿Está usando lentes de contacto?"

Feedback: Se analiza la capacidad de hacer preguntas específicas para evaluar si el problema es simplemente una irritación o si puede haber una conjuntivitis alérgica.

Simulación de Resolución de Problemas: Paciente con Estreñimiento Crónico

Objetivo: Práctica de evaluación y selección de tratamientos adecuados.

Situación: Una paciente de 40 años con antecedentes de estreñimiento crónico que no ha respondido bien a tratamientos de venta libre previos.

Resolución:

Evaluación: Preguntar sobre la frecuencia de las evacuaciones, la dieta y la actividad física. Sugerir el uso de laxantes suaves como el psyllium y recomendar cambios dietéticos y de hidratación.

Seguimiento: Ofrecer información sobre cuándo es conveniente buscar atención médica si hay cambios en las evacuaciones o síntomas adicionales como dolor abdominal.

Feedback: Discutir la efectividad de la estrategia de tratamiento y la importancia de la educación sobre el uso de laxantes para evitar dependencia.

7.3. EJERCICIOS PRÁCTICOS PARA LA MEJORA DE HABILIDADES

Los ejercicios prácticos son esenciales para fortalecer la capacidad de los farmacéuticos para gestionar situaciones complejas y reforzar sus habilidades de atención al paciente.

Ejercicio 1: Juego de Rol de Atención Farmacéutica

Objetivo: Mejorar la comunicación y la capacidad de empoderar al paciente.

Actividad: Dos participantes asumen roles de farmacéutico y paciente. El farmacéutico debe realizar una entrevista, evaluar la situación, proporcionar recomendaciones y educar al paciente.

Evaluación: Cada participante recibe retroalimentación sobre cómo manejó la entrevista, el tipo de preguntas realizadas y la forma de comunicar la información.

Ejercicio 2: Análisis de Casos de Estudio

Objetivo: Fomentar la capacidad de analizar y reflexionar sobre casos clínicos.

Actividad: Presentar un caso de estudio que detalle la historia del paciente, los síntomas y los posibles tratamientos. Los participantes deben discutir en grupos y llegar a una conclusión sobre el diagnóstico preliminar y las recomendaciones de tratamiento.

Evaluación: Cada grupo presenta sus conclusiones y se discuten los diferentes enfoques, promoviendo un intercambio de ideas y aprendizaje colaborativo.

Ejercicio 3: Simulación de Toma de Decisiones Rápidas

Objetivo: Fortalecer la capacidad de tomar decisiones en un corto período.

Actividad: Un escenario de emergencia en el que el farmacéutico debe decidir el tratamiento más adecuado para un problema de salud menor, con tiempo limitado para responder.

Evaluación: Se analiza la rapidez y efectividad de la decisión, y se brinda retroalimentación sobre las posibles alternativas.

Ejercicio 4: Prueba de Identificación de Problemas de Salud Menores

Objetivo: Mejorar la capacidad de identificar y priorizar problemas de salud menores.

Actividad: Presentar al farmacéutico con una lista de síntomas y pedirle que los clasifique de acuerdo con la urgencia y la necesidad de atención médica.

Evaluación: Se revisa la clasificación y se discute por qué ciertos síntomas requieren derivación a atención médica especializada.

Ejercicio 5: Juego de Rol de Resolución de Problemas

Objetivo: Practicar la resolución de problemas complejos y la comunicación con el paciente.

Actividad: Un farmacéutico y un compañero representan roles de farmacéutico y paciente. El paciente describe síntomas ambiguos, y el farmacéutico debe decidir si recomendar un tratamiento de venta libre o derivar a atención médica.

Evaluación: Los participantes reciben retroalimentación sobre su capacidad de análisis, comunicación y toma de decisiones.

Ejercicio 6: Análisis de Casos Complejos

Objetivo: Mejorar la capacidad de identificar problemas subyacentes y determinar si se necesita atención médica.

Actividad: Se presenta un caso complejo de un paciente con síntomas difusos (fatiga, dolor muscular y fiebre leve) y el farmacéutico debe decidir si se trata de una enfermedad viral leve o si debe derivar a atención médica.

Evaluación: Discusión grupal sobre el diagnóstico, tratamiento inicial y criterios de derivación.

Ejercicio 7: Juego de Decisiones Rápidas

Objetivo: Practicar la toma de decisiones en situaciones de alta presión.

Actividad: Simulación de una entrevista en la que el farmacéutico tiene 3 minutos para evaluar un caso y tomar una decisión.

Evaluación: Retroalimentación sobre la rapidez y la precisión en la identificación de problemas y recomendaciones.

Ejercicio 8: Análisis de la Historia Clínica y Síntomas

Objetivo: Mejorar la capacidad de analizar historias clínicas y correlacionar síntomas para hacer recomendaciones precisas.

Actividad: Se presenta una historia clínica y el farmacéutico debe identificar si los síntomas son indicativos de un problema menor o requieren atención médica.

Evaluación: Análisis en grupo y retroalimentación sobre el razonamiento detrás de la elección de tratamiento o derivación.

Ejercicio 9: Simulación de Entrevista de Triaje

Objetivo: Practicar la evaluación de la urgencia y gravedad de los síntomas durante una entrevista rápida.

Actividad: Los participantes simulan una entrevista con un paciente ficticio en la que deben hacer preguntas clave y tomar decisiones basadas en las respuestas.

Evaluación: Evaluación de la capacidad para identificar signos de alarma y tomar decisiones informadas.

CAPÍTULO 8: IMPACTO DE LA ATENCIÓN FARMACÉUTICA EN EL SISTEMA SANITARIO

La atención farmacéutica ha evolucionado significativamente para desempeñar un papel crucial en el sistema de salud, no solo como una extensión de la atención médica, sino como un elemento clave en la prevención y gestión de problemas de salud menores. Este capítulo analiza cómo la atención farmacéutica contribuye a la eficiencia y sostenibilidad del sistema sanitario, y cómo beneficia tanto a los profesionales como a las comunidades.

1. ESTUDIOS Y DATOS SOBRE LA REDUCCIÓN DE VISITAS MÉDICAS INNECESARIAS

Los farmacéuticos desempeñan un papel esencial en la reducción de la carga que enfrentan los médicos y otros profesionales de la salud al manejar eficazmente problemas de salud menores. Numerosos estudios han documentado que la intervención farmacéutica en la atención de problemas menores contribuye a la disminución de visitas médicas innecesarias, permitiendo que los recursos se enfoquen en casos más complejos y urgentes.

Evidencia empírica:

Estudios de caso en Europa y América del Norte: Diversos estudios han mostrado que el asesoramiento y la gestión de problemas menores en la farmacia reduce la necesidad de consultas médicas en un 15-25%. Por ejemplo, investigaciones en países como el Reino Unido y Canadá han encontrado que, cuando los farmacéuticos actúan como primeros puntos de contacto, las visitas a los servicios de urgencias disminuyen significativamente.

Reducción de la presión en hospitales y clínicas: La atención farmacéutica en problemas de salud menores alivia la carga de las salas de urgencias y los consultorios médicos, permitiendo una atención más ágil y especializada en casos que verdaderamente lo requieren.

Impacto en la calidad de atención:

Los pacientes que acceden a una atención farmacéutica adecuada para problemas menores reportan una mayor satisfacción, ya que reciben tratamiento rápido y accesible, evitando largas esperas en consultas médicas.

El farmacéutico, al actuar de manera proactiva y educar al paciente, contribuye a una mejor gestión del cuidado y una disminución de la automedicación incorrecta.

2. CONTRIBUCIÓN A LA SOSTENIBILIDAD DEL SISTEMA SANITARIO

La sostenibilidad del sistema sanitario se enfrenta a desafíos económicos y de recursos humanos a nivel global. La atención farmacéutica en la gestión de problemas de salud menores representa una estrategia clave para mejorar la eficiencia y optimizar los recursos del sistema de salud.

Beneficios económicos:

Reducción de costos: La atención farmacéutica ayuda a reducir los costos generales del sistema de salud. Un estudio en Australia demostró que, por cada dólar invertido en atención farmacéutica, se ahorran hasta 5 dólares en servicios médicos.

Menor uso de recursos hospitalarios: Las consultas médicas y hospitalizaciones son una de las principales fuentes de gasto en la sanidad. Al desviar casos no urgentes a la farmacia, se permite una mejor asignación de los recursos limitados.

Optimización de medicamentos: Los farmacéuticos optimizan el uso de medicamentos de venta libre y asesoran sobre la reducción de medicamentos innecesarios, lo cual ayuda a disminuir los gastos médicos asociados.

Mejora de la carga de trabajo:

Los farmacéuticos actúan como una primera línea de defensa, permitiendo a los médicos y especialistas enfocarse en pacientes con condiciones más complejas. Esto no solo reduce los tiempos de espera, sino que mejora la gestión de los recursos médicos.

3. BENEFICIOS PARA EL FARMACÉUTICO Y LA COMUNIDAD

La atención farmacéutica no solo beneficia al sistema de salud, sino que también fortalece la posición y el papel del farmacéutico en la comunidad. Este impacto positivo se refleja en varios aspectos:

Fortalecimiento de la profesión:

Reconocimiento y legitimación: Al demostrar su capacidad para manejar una gama de problemas de salud menores, el farmacéutico ve incrementado su reconocimiento como un miembro fundamental del equipo de salud.

Capacitación y especialización: La atención farmacéutica requiere de formación y capacitación específica, lo cual eleva el nivel de profesionalización y mejora la calidad de servicio.

Beneficios comunitarios:

Accesibilidad y cercanía: Las farmacias, al estar ubicadas en la mayoría de los barrios y comunidades, son un punto de acceso fácil y rápido para la atención de problemas de salud menores, mejorando el acceso a la salud.

Educación y empoderamiento: Los farmacéuticos educan a la comunidad sobre el uso adecuado de los medicamentos, la prevención de enfermedades y las mejores prácticas de autocuidado. Esto fomenta un modelo de salud más participativo y responsable.

Mejora en la calidad de vida: Al recibir atención temprana y adecuada, los pacientes pueden mantener una calidad de vida más alta y evitar complicaciones a largo plazo.

ÍNDICE